JN056559

臨床現場における**正しい使い方と活かし方**

「改訂長谷川式

DVD付き

著 長谷川和夫・加藤伸司 Hasegawa Kazuo
Kato Shinji

簡易知能評価

HDS-R Hasegawa's Dementia Scale Revised version

スケール」の手引き

中央法規

はじめに

　1974年に開発された長谷川式簡易知能評価スケール（以下、HDS）は、これまで医療や福祉の領域で広く用いられてきました。HDSは、1991年に改訂長谷川式簡易知能評価スケール（以下、HDS-R）としてリニューアルされ、現場では「改訂長谷川式認知症スケール」とも呼ばれ、その後、四半世紀以上使われてきました。これは、HDS-Rが簡単に短時間で施行できるという手軽さがあったからでしょう。

　現場でHDS-Rを使用することはまったく問題ありません。これはHDS-Rが多くの専門職によって適正に活用されるようにという思いがあるからです。

　しかし、HDS-Rはその簡便性ゆえに一人歩きしている現状があり、テストの目的が曖昧なまま安易に使用されたり、得点のみで認知症と決めつけてしまう場合があることなどが指摘されています。また、正しい施行法を理解しないまま誤った使い方をしたり、自分なりの解釈で安易に改変されたりしている現状もあります。

許諾を得ぬままに一般の書籍で紹介されたり、ネット上に無許可で公開されているものを目にした人が、それを練習して診察に臨むという弊害も生まれています。このようなことが起きると、HDS-Rが認知症のスクリーニングテストとして意味をなさなくなってしまいます。

　今回私たちは、HDS-Rの考え方と正式な施行法を多くの方々に伝えることを目的に、この本を作成しました。HDS-Rの開発の経緯、特徴、検査の仕方、結果の見方と臨床場面での活用法などを書籍で解説し、テスト場面は映像をDVDに収めました。HDS-Rが今後も診療やケアに役立つものとして活用されることを願っています。

2019年12月
長谷川和夫
加藤伸司

もくじ

あるがまま

長谷川和夫書「あるがまま」

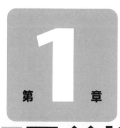

第1章

改訂長谷川式簡易知能評価スケール[HDS-R]について

この章ではスケール開発の経緯や改訂した理由、新旧のスケールの違いなどについて説明します。

1 スケールの開発と改訂の経緯

開発の経緯

　高齢者の認知機能を測定するためのスケールはいくつかありますが、そのなかでも現在、比較的よく使われているのは、改訂長谷川式簡易知能評価スケール（以下、HDS-R）とミニ・メンタル・ステート・エグザミネーション*1（以下、MMSE）でしょう。改訂前の長谷川式簡易知能評価スケール（以下、HDS）は、1974年に長谷川和夫先生を中心に作成されました。MMSEが発表されたのが1975年ですから、HDSの方が1年早く発表されたことになります。

　その当時「痴呆」と呼ばれていた認知症は、一般市民にとっては、健常な〝知的老化〟との区別もなく、歳をとれば多くの人がなるものというような認識しかありませんでした。アルツハイマー病という病名も、専門家以外あまり知られていない時代でした。

　HDSがなぜ作られたのかについては、以前長谷川先生にうかがった次のようなエピソードがあります。当時、長谷川先生が慈恵会医科大学精神科で講師として医局長を務めていたときに、恩師ともいえる新福尚武教授から、「痴呆の診断をするときに、昨日は痴呆、今日は痴呆ではないというようなことでは困る。痴呆の診断をするときに、何か物差しとなるようなものを考えてみなさい」と言われたそうです。このことがHDSを作るきっかけになったようです。

　この言葉を受けて、長谷川先生と井上勝也先生、守屋國光先生の

チームで調査・研究が行われ、HDSが開発されました*2。

　HDSは、健常な高齢者から認知症高齢者をスクリーニングする目的で作成されたスケールであり、高齢者の大まかな認知機能障害の有無と、そのおおよその程度を判定することができました。また、認知機能障害のない健常な高齢者には比較的簡単に答えられるような問題から構成されており、通常は5〜10分程度で施行できることが特徴でした。

　スケールの名称を決めるときに、当時、長谷川先生が聖マリアンナ医科大学精神科学教室の教授をしていたことから「聖マリアンナ式」という候補もあったようですが、開発者の井上先生と守屋先生から、「おそらく略称で『聖マ式』と呼ばれるようになるかもしれないが、どうもそれでは語感がよくない。それより『長谷川式』としてはどうか」という提案があったそうです。もしこの提案がなかったら、ひょっとしたら「長谷川式」と呼ばれることはなかったかもしれません。その後HDSは全国に広がり、臨床だけではなく研究でも用いられるようになっていきました。

改訂の経緯

　HDSは「記憶・記銘」を中心に、「見当識」「計算問題」「一般的常識問題」など11の質問項目で構成されていましたが、時代が変わってくると、その質問項目が当時の社会背景にそぐわなくなってきたり、採点基準の幅が広いなどの問題がでてきました。そのため、1990年から、長谷川先生の指導の元に、聖マリアンナ医科大学神経精神科の心理士を中心に老年精神医学研究班のメンバーによって改訂作業が進められました。

改訂作業を行ううえでは、次のことを目標にしました。

● 質問項目を見直し、記憶機能の測定を中心としたテストにすること
● 質問項目は少なくし、検査を受ける人の負担を減らすこと
● 採点基準を明確にして、結果の精度を上げること
● 動作性検査項目を入れずに、運動障害のある人にも使用できること
● 今後の改訂が不必要となるように、時代や文化、地域性や性別、
　学歴などに左右されない問題で構成すること

　スケールの新旧を対比したのが次の表です。

図表●HDSとHDS-Rの比較

旧● 長谷川式簡易知能評価スケール [質問内容]		新●改訂 長谷川式簡易知能評価スケール [質問内容]	
1	今日は何月何日か(または)何曜日	1	年齢はいくつか＊
2	ここはどこか	2	今日は何年・何月・何日・何曜日か＊
3	年齢はいくつか	3	ここはどこか＊
4	最近起こった出来事×	4	3つの言葉の記銘＊＊
5	出生地はどこか×	5	100－7,それからまた7を引く○
6	終戦の年は何年か×	6	数字の逆唱(6-8-2,3-5-3-9)○
7	1年は何日か(または)1時間は何分か×	7	3つの言葉の遅延再生＊＊
8	日本の総理大臣の名前×	8	5つの物品テスト○
9	100－7,それからまた7を引く	9	野菜の名前＊＊
10	数字の逆唱(6-8-2,3-5-3-9)		
11	5つの物品テスト		

×削除した質問　○そのまま継続した質問
＊採点基準を変更した質問　＊＊新規に取り入れた質問

2 質問項目の吟味

削除した質問とその理由

　HDSから削除した質問は、「最近起こった出来事」「出生地はどこか」「終戦の年は何年か」「1年は何日か(または)1時間は何分か」「日本の総理大臣の名前」の5項目で、理由は次の通りです。

　「最近起こった出来事」の質問は、「最近」の時間のとらえ方が曖昧であり、基準が明確ではないことでした。

　「出生地」の質問は、認知症の人でも正答率が高いことと、一人暮らしの人などは、出生地が正解なのかどうかが確認できないためでした。

　「終戦の年は何年か」は、もともと古い記憶をたずねる問題でしたが、終戦後に生まれた人が増えてきたことにより、これは記憶の問題ではなく、知識の問題になってしまうこと、国民にとって終戦の年に匹敵するような誰もが知っている大きな出来事がないこと、たとえ大きな出来事があったとしても、将来的に再び改訂の必要が出てくることでした。

　「1年は何日か(または)1時間は何分か」は、認知症の人の正答率が高く、判別する問題として不適切であることでした。

　「日本の総理大臣の名前」は、今後HDS-Rを国際的なテストとして使用する場合、日本に限定される問題になってしまうために削除しました。

引き継がれた質問と採点基準を変更した質問

　HDS-Rにそのまま引き継がれた質問は、「100－7、それからまた7を引く」「数字の逆唱（6-8-2, 3-5-3-9）」「5つの物品テスト」の3項目でした。

　基準の変更が行われた質問は、「年齢」「年月日」「ここはどこか」の3項目でした。「年齢」については、HDSの採点基準が「3～4年までの誤差は正答とみなす」でしたが、HDS-Rでは、2年までの誤差を正答としました。これは、3～4年の根拠が曖昧なことがあげられますが、2年までの誤差は、誕生日を迎えるまでの誤差が考えられることと、数え年で回答する人がいたためです。プラス2年でもマイナス2年でも正答かという質問もありますが、基準を明確に示すことの方が大切と考え、どちらも正答としました。

　「年月日」については、HDSでは、「今日は何月何日か」あるいは「何曜日か」のいずれかを答えられれば正答とされていましたが、HDS-Rでは、「年」「月」「日」「曜日」の正答をそれぞれ1点ずつで評価することにしました。これは、日にちの見当識をより細かく評価することが目的でした。

　「ここはどこか」の質問は、自発的に答えられたものを2点とし、ヒントを与えて答えられた場合には、1点としました。ヒントを与えて答えられれば、場所の見当識はある程度保たれていると考えたからです。HDS-Rでは、本人の能力をなるべく拾えるようにということを考えています。

新たに加えた質問

　新たに加えられた質問は、「3つの言葉の記銘」「3つの言葉の遅延

再生」「野菜の名前」の3項目です。

　認知症の原因疾患でもっとも多いのはアルツハイマー型認知症であり、HDS-Rは特にアルツハイマー型認知症の発見を主眼においています。改訂作業を行っていた当時、診断基準として用いられていたのが、アメリカ精神医学会のDSMⅢ-Rでしたが、そこでは認知症の診断基準の1項目として、「短期記憶の障害が認められること。たとえば3つの物の名前を5分後に想起できないような状態」というものがありました。そこでHDS-Rでもこの考えを踏襲することとし、3つの言葉を即時再生してもらった後に、引き算の問題と、数字の逆唱の緩衝課題を入れ、遅延再生を配置することにしました。

　3つの言葉は「桜・猫・電車」と「梅・犬・自動車」の2系列ありますが、これは再検査のときに他の系列を使用できるためです。3つの言葉は、予備調査の結果から選択されました。たとえば、「乗り物の名前」をできるだけたくさん言ってくださいという課題を出し、認知症の人も認知症でない人も共通して上位2位に出てきたものを選びました。さらにそれぞれ3つの言葉が他の言葉を想像されるものではない（連想価が低い）ことを確認して選択しました。たとえば、桜と犬の組み合わせは花咲じいさんの昔話を連想させるので、「桜と猫」「梅と犬」の組み合わせにしました。

　最後の「野菜の名前」は、言語の流 暢 性の問題で、前頭葉の機能を測定することを目的に新たに追加されました。6個目から加点するのは、認知症の平均出現個数が約5個、認知症のない人の平均出現個数が約10個であったためです。

　新たに追加した問題で使用した「3つの言葉」と「野菜の名前」の選択に関しては、事前に都市部と郡部で予備調査を行い、地域性と男女差がない項目であることを確認して採用しました。

3 HDS-Rの発表

　HDS-Rの試案は1990年の12月に作成され、その後医局会で議論が行われ、細かい調整が行われました。HDS-Rを学会で発表したのは1991年7月の第4回日本老年精神医学会宇都宮大会のときであり、11月に『老年精神医学雑誌』に「改訂長谷川式簡易知能評価スケール(HDS-R)の作成」というタイトルで原著論文として掲載されました[3]。これがHDS-Rの正式デビューとなります。その後、HDS-Rの精度を吟味するためにデータ数を増やして検討し、1992年2月に『老年社会科学』に原著論文として掲載されました[4]。

　2004年に「痴呆」から「認知症」に名称が変更されたのを機に、改訂長谷川式認知症スケールと呼ぶ人もでてきましたが、論文発表したときのタイトルの英語表記は「Hasegawa's Dementia Scale Revised version(HDS-R)」ですから、この名称を用いることに問題はありません。

参考文献

[1] Folstein MF, Folstein SE, McHugh PR:"Mini-Mental State" A practical method for grading the cognitive state of patients for clinician. J Psychiatr Res, 12:189-198(1975)

[2] 長谷川和夫,井上勝也,守屋國光:老人の痴呆診査スケールの一検討.精神医学, 16:965-969(1974).

[3] 加藤伸司,下垣光,小野寺敦,植田宏樹 他:改訂長谷川式簡易知能評価スケール(HDS-R)の作成, 老年精神医学雑誌,2:1339-1347(1991).

[4] 加藤伸司,長谷川和夫,下垣光,植田宏樹,他:改訂長谷川式簡易知能評価スケール(HDS-R)の作成(補遺).老年社会科学, 14.Supp.91-99(1992).

第2章

HDS-Rの
特徴と検査の仕方

ここでは、HDS-Rの使用目的、質問数、
検査者の基本姿勢、テストに適した環境など、
検査全般について説明します。

1 スケールの使用目的

　認知症は加齢にともなって増えていく病気であり、超高齢社会にある日本では、大きな社会問題になっています。一方、高齢期になると認知症でなくても、もの忘れを訴える人が多くなります。改訂長谷川式簡易知能評価スケール(以下、HDS-R)は、もの忘れに代表される認知機能の低下が、年齢相応のものなのか、認知機能障害によるものなのかを適切に見つけ出すことを目的に作成されました。

HDS-Rは高齢者の負担が少ないテスト

　私たちは誰でもテストを受けるということは嫌なものであり、負

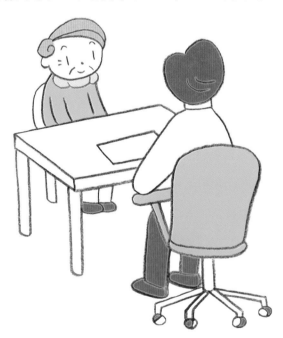

担にもなります。高齢者の知能を測定できるテストとして代表的なものにウェクスラー式成人用知能検査（WAIS-IV）がありますが、これは高齢者まで使うことができるテストであっても、高齢者向きに作られたものではありません。テストに要する時間は、1時間から1時間半程度であり、詳細な認知機能の評価はできますが、高齢者にとっては負担の大きなものです。

　そのため、HDS-Rのように大まかな認知機能を短時間で簡単に測定することを目的としたテストがいくつか作られてきました。HDS-Rの質問数は9問であり、テストに要する時間は5〜10分程度と高齢者の負担をなるべく少なくするように作られています。

検査者は専門職

　少し専門的な話になりますが、テストを作成するときには、その信頼性と妥当性が証明されなければなりません。信頼性とは、同じ人に対してテストを行った場合、誰がテストを行っても同じ結果になるということです。また妥当性とは、テストが測定しようとするものを正しく測っているかというものです。HDS-Rを含め、多くの認知機能テストは、この信頼性と妥当性が認められています。

　しかし、これはあくまでも正しいやり方でテスト行った場合であり、人によって基本的なやり方が違うと、テストの意味がなくなってしまいます。テストは、統一されたやり方で正しく行われることによって客観性が保障されます。検査者によって結果が違うということでは、客観性があるものとはいえず、その信頼性も低いものになってしまうでしょう。そのため、検査者は、テストの内容と正しいやり方を理解した医療や福祉の専門職であることを前提としています。

2 検査者の基本姿勢

不安をやわらげ、緊張をほぐす──ラポールの形成

　HDS-Rは簡便な認知機能テストであり、施行法もそれほど難しい
ものではありません。気をつけなければならないのは、やり方より
も、むしろ導入の仕方です。

　簡便なテストであっても、テストであることに違いはありません。
何のテストかわからないということは、受ける人にとって大きな不
安となります。これは「テスト不安」といわれます。自分は何を試
されるのか、これによって自分はどのように扱われるのかといった
不安を抱いたままテストを受けると、緊張して本来答えられる問題
にも答えられなかったり、焦ってしまって間違えてしまう場合もあ
ります。

　また、検査者が威圧的な態度をとると、テストを受ける人は身構
えてしまいます。一般的に診療場面でHDS-Rを行うときは、相手
に緊張感を与えやすいものです。目的も告げずに、いきなりテスト
に入ったり、「これは決まっている検査だから」というような伝え
方をすると、緊張感や不安感はますます強くなるだけではなく、と
きには反発する気持ちも出てくるでしょう。これらのことが原因で、
本来持っている能力が十分発揮できなくなったり、拒否的な態度に
なり、その結果、得点が低下して、正しい評価ができないことにも
なります。

そのため、テストを行う前に、本人との間に「いい関係」を作らなければなりません。これを「ラポール」といいます。このラポールをうまく形成するためには、緊張をほぐすためのコミュニケーションをとることが大切であり、実はこのことの方がテストを実施することよりも難しいことなのです。ラポールを形成するためには、柔軟な態度や面接の巧みさが求められます。

テストの目的を伝え、結果を今後のケアに活かす

　HDS-Rに限ったことではありませんが、テストの目的を告げることは重要です。このテストは、どういう目的で、何のために行うのかなどをきっちり説明した方が不安は和らぎます。これはあなたのことをよく知るために行うものであり、今後の診療に役立つものであるという説明や、あなたの今後のケアに活かすために行うものですといった説明を行い、そのために協力していただききたいという姿勢で臨むことが求められます。つまり、検査者は「信頼できそうな人である」と思ってもらうことが大切です。

励まして「無回答の誤答」を避ける

　私たちは、テストを受けるとき、答えに自信がなくても、当てずっぽうで答えることがありますが、自信のない答えであっても、実際にはそれが当たっている場合もあります。しかし高齢者の場合、自信のないものには答えない傾向があります。これは「無回答の誤答」と呼ばれ、このことが得点を低下させることになり、実際の能力よりも低く評価される場合があります。検査者は相手を励まして、少し自信がないと思われる場合でも、答えてもらうように努めることが必要です。

アフターケアを大切にする

　テスト終了後のアフターケアも大切です。あまりできなかったと感じた人は、嫌な気持ちで終わったり、自信を失ってしまうこともあるでしょう。HDSは、最後の問題が「5つの物品記銘」だったので、いかにもテストという雰囲気で終了していました。そこでHDS-Rでは、最後の問題を「野菜の名前」にして、「正解」「不正解」という印象を与えにくいテストにしました。また「たくさん言えましたね。野菜はお好きですか?」など、日常会話に戻しやすいという点もありました。

　テスト終了後は、「これで検査は終わりです」という終わり方よりも、「疲れましたか?」とか「良くできましたよ」というように、相手をねぎらうことも効果的です。このように、テストの終わり方にも配慮することが重要です。

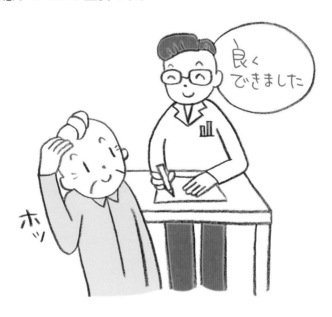

3 テスト実施上のルール

テストは日常会話から

　HDS-Rを始めるときは、日常会話からテストに入ります。まず名前を聞くことから始め、次に年齢を聞くという方法が一般的なやり方です。

　しかし、必ずしも順番どおりに行う必要はありません。最近は、自分自身のもの忘れが気になっている人で、検査をして欲しいと希望して来る人もいます。このような人に対しては、記憶の質問である**問題8**の「5つの物品テスト」から始めた方がいい場合があります。あるいは**問題4**の「3つの言葉の記銘」から始める場合もあります。ただしその場合には、**問題4**と**問題5**の「100-7」、**問題6**の「数字の逆唱」、**問題7**の「3つの言葉の遅延再生」は、続けて行わなければなりません。これは先述したように物品記銘と遅延再生の間に緩衝課題を入れる必要があるからです。

　問題4「3つの言葉の記銘」および**問題7**「遅延再生」に用いる言葉と、**問題9**の「言語の流暢性（野菜の名前）」は、意味があって選ばれている言葉なので、それを勝手に別の言葉に置き換えてはいけません。

再検査時の注意点

　再検査をする場合に、「桜・猫・電車のテストですね」という人

がいます。これは事前にインターネットなどで調べてテストに臨む人や、他の医療機関などで以前にテストを受けている人にみられます。**問題9**「野菜の名前」に関しては問題ないのですが、**問題4**「3つの言葉の記銘」では、すでに暗記してしまっていると問題が出てきます。そのため、最近では「桜・猫・電車」ではなく、「梅・犬・自動車」の質問を第1選択肢にしている検査者もいます。

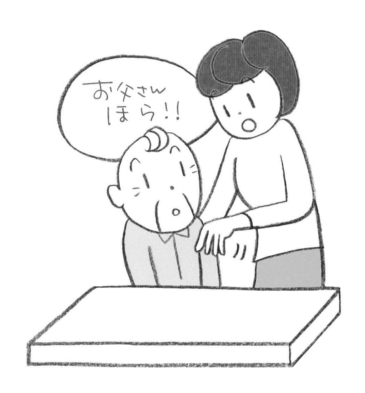

4 テストを行う際の環境

　テストを行う際は、その環境にも配慮しなければなりません。待合室や人が大勢いる場所でテストを行うようなことがあってはなりません。これは、本人が周囲を気にしてテストに集中できないだけではなく、周囲の人がそのテストの内容を知ってしまうという弊害もあります。テストを行う場合には、診察室や相談室など、なるべく個室を用意し、落ち着いた環境で実施するように心がけましょう。

　また、診察室や相談室などに家族が同室することも、状況によっては考慮しなければなりません。家族が「ほら、さっき言った言葉、思い出してごらんなさいよ」とプレッシャーをかけたり、「この人にはこんなことを聞いてもわかりませんから」などと、検査自体の進行を妨げることもあります。状況によっては、家族に部屋から出てもらうことが必要になる場合もあります。

　スケールを実施する際の10ヶ条をまとめましたので、心がけてください。

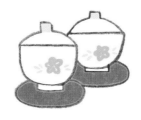

改訂長谷川式簡易知能評価スケール 10ヶ条

1 事前準備をして、自信を持って行う

テストを行う人が不安そうだと、
相手も不安になります。
事前にしっかり学習・練習して、
テスト内容に習熟し、
自信を持って行いましょう。
ただし、人生の先輩方に
敬意をはらうという気持ちを
忘れてはいけません。

2 テストの目的は明確に

簡便なテストであっても、
目的もなく行うことは、
相手にとって負担を与えるだけです。
何のためにテストを行うのか
ということを常に考え、
目的はきちんと伝えましょう。

3 テスト前のコミュニケーションを大切に

誰でもテストを受けるのは嫌なものです。
特にテストを始める前は
十分にコミュニケーションをとり、
ラポールの形成を心がけましょう。
世間話など、その人が話したいことを
話してもらうのもいいでしょう。

4 テストを始めるときは気持ちよく

テストの目的や、何のためのテストかを
告げず、いきなり始めてしまうと、
不安が大きくなります。
相手の不安を取り除き、
リラックスした雰囲気で、
能力が十分に発揮できるよう、
気持ちよくテストを
始めましょう。

5 プレッシャーをかけないように

威圧的な態度をとったり、
回答を急かすような
対応をすると、
相手が萎縮してしまいます。
緊張すると本来答えられる問題も
答えられなくなります。
プレッシャーをかけないように
気をつけましょう。

6 プライドを傷つけないように

評価されるということで、
プライドが傷つく人もいます。
また、回答できなかったことに
ショックを受ける人もいます。
常に温かい言葉や態度を心がけ、
プライドを傷つけないように
配慮しましょう。

7 終わりは自然な会話で和やかに

嫌な気持ちでテストを終えないように、
相手を褒め、ねぎらい、
日常会話などを入れて、
自然な会話の流れで
終えるようにしましょう。
和やかな雰囲気に包まれるよう
アフターケアを
心がけましょう。

8 検査は穏やかに、評価は厳密に

ちょっと間違えたけど、
まあ正解にしようというように、
採点を甘くしてはいけません。
それは誰のためにもなりません。
「検査は穏やかに、評価は厳密に」を
心がけましょう。

9 学歴の影響を考慮する

高学歴の人は高い点数を
取りやすいものです。
テスト結果は、
学歴の影響を考慮して
考えましょう。

10 他の病気の影響を考慮する

体の病気があることによって
得点が低下することがあります。
また、うつ病の場合も
得点が低下します。
他の病気が得点に
影響していないか
気をつけましょう。

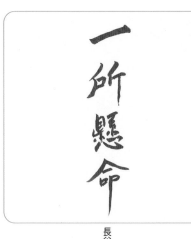

長谷川和夫書「一所懸命」

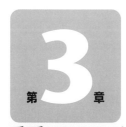

第3章

質問が
問うていることと
測定する内容、
採点基準

質問1から9までの詳細な説明、
その質問で測定する認知機能は何か、
実施上の工夫と注意点などを
質問順に解説します。

改訂長谷川式簡易知能評価スケール[HDS-R]と測定内容

質問内容		配点	測定内容
1 ● お歳はいくつですか?[2年までの誤差は正解]		0, 1	自己に関する見当識
2 ● 今日は何年の何月何日ですか?何曜日ですか?[年月日、曜日が正解でそれぞれ1点ずつ]	年	0, 1	日時の見当識
	月	0, 1	
	日	0, 1	
	曜日	0, 1	
3 ● 私たちが今いるところはどこですか?[自発的にでれば2点、5秒おいて家ですか?病院ですか? 施設ですか? のなかから正しい選択をすれば1点]		0, 1, 2	場所の見当識
4 ● これから言う3つの言葉を言ってみてください。あとでまた聞きますのでよく覚えておいてください。[以下の系列のいずれか1つで、採用した系列に○印をつけておく] 1...[a]桜 [b]猫 [c]電車 2...[a]梅 [b]犬 [c]自動車		0, 1 0, 1 0, 1	短期記憶
5 ● 100から7を順番に引いてください。[100−7は? それからまた7を引くと? と質問する。最初の答えが不正解の場合、打ち切る]	93	0, 1	計算能力短期記憶作業記憶
	86	0, 1	
6 ● 私がこれから言う数字を逆から言ってください。[6-8-2、3-5-2-9を逆に言ってもらう、3桁逆唱に失敗したら、打ち切る]	2-8-6	0, 1	作業記憶
	9-2-5-3	0, 1	
7 ● 先ほど覚えてもらった言葉をもう一度言ってみてください。[自発的に回答があれば各2点、もし回答がない場合以下のヒントを与え正解であれば1点] [a]植物 [b]動物 [c]乗り物		[a]0, 1, 2 [b]0, 1, 2 [c]0, 1, 2	数分前の近時記憶

質問内容	配点	測定内容
8● これから5つの品物を見せます。 それを隠しますので 何があったか言ってください。 ［時計、鍵、タバコ、ペン、硬貨など 必ず相互に無関係なもの］	0, 1, 2 3, 4, 5	短期記憶 視覚記銘力
9● 知っている野菜の名前を できるだけ多く言ってください。 ［答えた野菜の名前を右欄に記入する。 途中で詰まり、約10秒間待っても でない場合にはそこで打ち切る］ 0〜5個＝0点、6個＝1点、7個＝2点、 8個＝3点、9個＝4点、10個＝5点	0, 1, 2 3, 4, 5	言語の流暢性

合計得点

満点は30点
カットオフポイントは20/21
［20以下は認知症の疑いあり］

出典：加藤伸司,下垣光,小野寺敦,植田宏樹 他：改訂長谷川式簡易知能評価スケール(HDS-R)の作成,
老年精神医学雑誌,2:1339-1347(1991).

1 お歳はいくつですか?

問うていること●年齢
測定する内容●自己に関する見当識
採点基準●年齢が正確に答えられれば1点となります。

実施上の工夫と注意点

　この質問の仕方以外に「おいくつになりましたか?」や「何歳になりましたか?」などと聞いてもかまいません。

　年齢を問う問題は、検査の最初の質問としては受ける方の抵抗が比較的少ない質問です。そのため日常会話のなかに取り入れて質問することもできます。ときには本人が生年月日を答えたり、干支を答えたりして取り繕い的な反応が起こることもあります。

　改訂前のHDSでは、3〜4年の誤差は正答とみなしていましたが、HDS-Rでは、2年までの誤差を正答としています。基本的には年齢を数え年で考える場合や、誕生日を迎えているかどうかによって2年までの誤差が生じると考えましたが、プラス2年でもマイナス2年でも正解という基準にしてあります。

　認知症の人のなかには、誕生日を答えることはできても、年齢を答えられない人もいます。標準化データでは、非認知症の人の正答率は100%であるのに対し、認知症の人の正答率は45%でした。

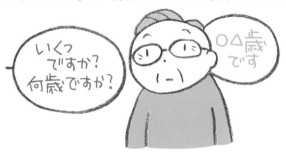

2 今日は何年の 何月何日ですか? 何曜日ですか?

問うていること●年・月・日・曜日

測定する内容●日時の見当識

採点基準●年・月・日・曜日の正答はそれぞれ1点となり、 すべて正解で4点となります。

実施上の工夫と注意点

　今日は何年の何月何日何曜日ですか? と続けて聞くと、いかにもテストという印象を与えることが多いため、それぞれの質問をゆっくりと分けて別々に聞いてもかまいません。「今日は何曜日ですか?」「今日は何月何日ですか?」「今年は何年でしょう?」というように、順不同にたずねると比較的抵抗感が少ないようです。

　入院している人や施設で生活する人は、日時の見当識がかなり曖昧になってきます。しかし、日はわからなくても月がわかる人や、入浴の曜日、レクリエーションの曜日など、週のなかの日課の見当識が保たれている人もいるため、日時の見当識は細かく分けて評価することにしています。

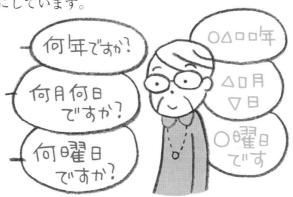

3 私たちが今いるところはどこですか?

問うていること●今いる場所

測定する内容●場所の見当識

採点基準●正答では2点となります。
質問に対して自発的な正答が出ない場合には5秒程度待ち、
「ここは家ですか? 病院ですか? 施設ですか?」のように問いかけ、
正しく選択できれば1点となります。

実施上の工夫と注意点

　場所の見当識では、自分が今どこにいるのかを理解できているかどうかを評価します。病院名や施設名を答えられない人もいますが、現在いる場所が病院なのか、あるいは施設なのか、自宅なのかなどが本質的に理解できていれば正答とします。

　初診の患者さんが外来で質問されると、質問の意図がうまく伝わらず、病院の名前を求められていると勘違いして、答えられない場合があります。このとき、ヒントによって「病院と答えればよかったのか」ということがわかり「病院」と答えると、本来は2点であるところを1点と採点されてしまうことになります。それを避けるため、たとえば「ここの名前はいいですよ。ここはどんなところですか?」のように、ヒントを出す前に十分に質問の意図が理解できているかを確認することが大切です。

　この問題のヒントは、「家・病院・施設」ですが、必ずしもこのヒントにこだわる必要はなく、他のものに置き換えてもかまいません。ただし、3つのヒントが似ているものは避けましょう。

質問

4

これから言う3つの言葉を言ってみてください。あとでまた聞きますのでよく覚えておいてください。
（桜・猫・電車または梅・犬・自動車）

問うていること●**3つの言葉の記銘**

測定する内容●**短期記憶（即時記憶）**

採点基準●1つの言葉の正答ごとに1点、全問正解で3点となります。たとえば「桜・猫・電車」の3つのうち「桜・電車」の2つしか答えられない場合、正答の数（2点）を採点した後に再び「桜・猫・電車」の3つの言葉を言い、覚えてもらうようにします。もし3回言っても覚えられない言葉（たとえば「猫」）があればそこまでとし、**問題7**の「言葉の遅延再生」の項目から覚えられなかった言葉（「猫」）を除外します。

実施上の工夫と注意点

　3つの言葉はゆっくりと区切って発音し、3つ言い終わったときに繰り返して言ってもらいます。使用する言葉は「桜・猫・電車」「梅・犬・自動車」の2系列あるため、いずれか1つの系列を選択して使用します。使用する言葉が2系列あるのは、再検査を行うときに別の系列を使用することを意図しています。特に何度も検査を施行すると、「桜・猫・電車の検査ですね」と前回のテストの答えを覚えている人もいます。また他のところですでにテストを受けてきたと思われる人には、「梅・犬・自動車」の系列を使った方がいいでしょう。

　1回で覚えられない場合、再度その言葉を提示しますが、提示する回数は、最初の1回を含めた計3回です。

5

100から7を
順番に引いてください。
100−7は？ それからまた7を引くと?

問うていること●計算問題

測定する内容●計算能力、短期記憶、作業記憶(ワーキングメモリー)

採点基準●正答1つで1点、2つ正答で2点となります。
最初の計算に失敗したら次の計算問題は行わず、**問題6**に進みます。

実施上の工夫と注意点

　計算問題は、検査という雰囲気が強く出るため、引き算問題をいきなり質問するのではなく、「これから簡単な引き算をしてみたいと思います」というように、少し和らげた表現で始めるのがよいでしょう。

　2回目の引き算のときに「93引く7はいくつですか？」と質問してはいけません。必ず最初の答えが出た後に、「それからまた7を引くと」と質問します。この問題は、100引く7の答えを覚えておくという短期記憶の課題と、それを覚えておいてさらに7を引くという作業記憶(ワーキングメモリー)を評価する課題です。特にアルツハイマー型認知症の中等度レベルになると、最初の引き算では正解しても2回目の質問で誤答となることが多くみられます。

　また、実際の検査場面で起こりやすいのは、2回目の引き算のときに「いくつから7を引くんですか?」と聞かれることです。この場合には、「もう一度やってみましょう。100引く7はいくつですか?」と質問し、答えが出たら「それからまた7を引くといくつですか?」と質問します。

6 私がこれから言う数字を逆から言ってください。

(6-8-2)(3-5-2-9)

問うていること●**数字の逆唱**

測定する内容●**作業記憶（ワーキングメモリー）**

採点基準●それぞれの正答ごとに1点、全問正解で2点となります。

実施上の工夫と注意点

　3つの数字はゆっくりと区切って発音します。正答は各1点となりますが、最初の逆唱に失敗したらそこまでとし、**問題7**に進みます。

　いきなり問題に入るのではなく、「これから私の言う数字を逆から言ってみてください。たとえば1-2-3を逆から言うと?」というように練習問題を入れるといいでしょう。検査場面で時々「1-2-3」とそのまま答える人がいますが、この場合は「そうですね。1-2-3ですね。今度はそれを逆から言ってみましょう」ともう一度練習してみます。それでも逆唱ができないようであれば、この問題は行わず、**問題7**に進みます。

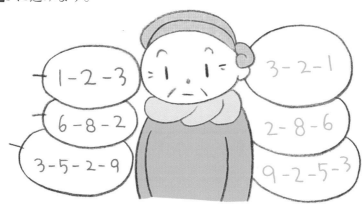

7

先ほど覚えてもらった言葉を もう一度言ってみてください。

問うていること●**3つの言葉の遅延再生**

測定する内容●**数分前の近時記憶**

採点基準●ヒントなしで正解の場合、各2点となり、
全問正解で6点となります。
ヒントによって得られた正答の場合は1点となります。
したがって、2つの言葉がヒントなしで正答し、
1つがヒントによって正答が得られた場合は5点となります。

実施上の工夫と注意点

　この問題を実際に行うときには、「先ほど3つの物の名前を覚え
ていただきましたね。その3つをもう一度言ってみてください」と、
ていねいに質問してもいいでしょう。自発的に答えられた物が2点
となり、3つ答えられれば6点となります。もし思い出せない物の名
前があればヒントを与え、ヒントによって答えられた物は1点とな
ります。ヒントの言葉はそれぞれ「植物」、「動物」、「乗り物」とな
ります。

　たとえば3つすべての名前が言えなかったときには、「植物の名前
がありましたね」というヒントを与え、正答や誤答が出た場合に、「次
は動物の名前でしたね」とヒントを与えて回答を待ちます。そして
「乗り物の名前もありましたね」というように、ヒントは1つずつ出
します。「植物と動物と乗り物の名前がありましたね」というよう
にヒントをまとめて出してはいけません。

　HDS-Rは、日常会話のなかから自然に始められるように、どの問

題から始めてもかまいませんが、**問題4**（3つの言葉の記銘）、**問題5**（計算問題）、**問題6**（数字の逆唱）、**問題7**（3つの言葉の遅延再生）は、この順番で続けて行わなければなりません。

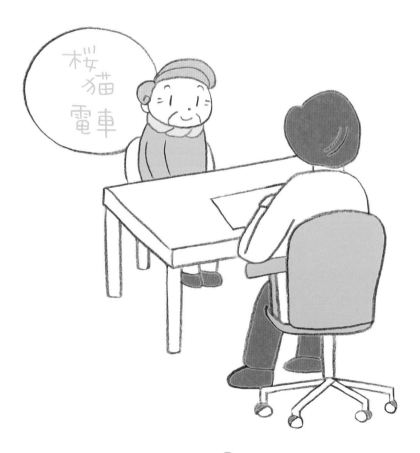

8

これから5つの品物を見せます。それを隠しますので何があったか言ってください。
必ず相互に無関係なもの。

問うていること●**5つの物品記銘**

測定する内容●**短期記憶、視覚記銘力**

採点基準●正答1つに対して1点、全問正答で5点となります。

実施上の工夫と注意点

　テスト用紙には、提示する5つの物品の例として「時計、鍵、タバコ、ペン、硬貨」とありますが、これにこだわる必要はありません。物品は身近にあるものでかまいませんが、5つの物品は必ず相互に無関係なものとし、「鉛筆」「消しゴム」のように関係を類推できる物品は避けます。また相手にとってなじみの薄いものは、その物品が何なのかがわからないことがあるため、日常生活でよくみる物を選ぶようにしましょう。

　HDS-Rを頻繁に施行する人は、あらかじめ5つの物品セットを用意しておくといいでしょう。時々検査キットのようになって配布されている物があります。それを用いてもかまいませんが、物品が違っていても似たようなデザインで統一されている物もあり、これは覚えにくいようです。また、模型やおもちゃなどではなく、実際の日常場面で使用する本物を用意することが望ましいでしょう。

　この問題では、物品を教示するだけで、いきなり隠してはいけません。5つの物品は実際に名前を言いながら1つずつ並べ、全部並べ

終わった後、1つずつ指差して、相手にもその名前を復唱してもらい、その名前が言えるかどうか確認しましょう。

　なお、物品を答える順番は問いません。思い出した物から言ってもらってかまいません。

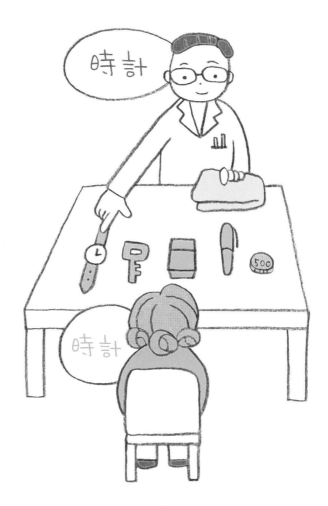

9 知っている野菜の名前を できるだけ多く言ってください。

問うていること●野菜の名前

測定する内容●言語の流暢性

採点基準●野菜の名前は5個までは採点せず、6個目から1点ずつ加点していきます。最高得点は5点となります。

実施上の工夫と注意点

　この問題は、野菜の名前の知識量を評価するものではなく、言葉がスラスラと出てくるかどうかという言葉の流暢性（りゅうちょうせい）を評価する課題です。したがって野菜の名前の正確性を求めるよりも、途中で相手の言葉をさえぎらないことが重要です。

　実際の検査場面では、野菜以外の名前が出たり、重複して野菜の名前を答えることもあります。この場合、「それは野菜ではありませんね」とか、「それは先ほど言いましたね」のように検査者が回答をさえぎってはいけません。むしろ「いいですよ、どんどん言ってみてください」のように、相手の言葉をうながすように教示することが必要です。

　野菜と果物の区別がつきにくいものや、八百屋やスーパーの青果売り場にあるもの、キノコ類などを言う人もいますが、本人がもともと野菜と信じているものもあるため、野菜の名前の正確さにはあまりこだわらなくてもいいでしょう。また、重複した野菜を答えた場合は、テスト用紙に答えたものを順番に記載し、あとで重複したものを減点していくようにします。途中で言葉に詰まった場合、10

秒程度待って出てこないようであれば、そこで終了とします。

　この問題は、最後の問題であるため、テスト終了後に「野菜はお好きですか?」というような会話につなげていくことによって、テストに対するネガティブな印象を薄められることにもなります。

　次頁にスケールを行う際の10戒をまとめましたので、参考にしてください。

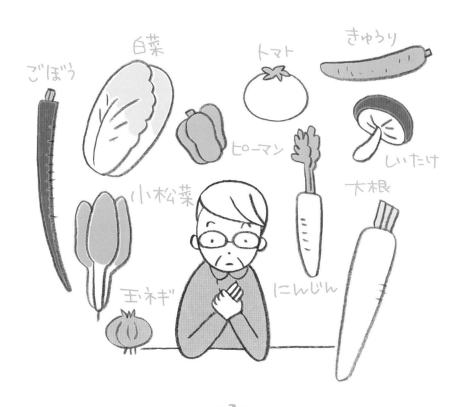

改訂長谷川式簡易知能評価スケール
10戒

1 質問の順番は勝手に変えてはいけません
検査はどの順番から始めてもかまいませんが、
問題4.5.6.7.は続けて行わなければなりません。

2 問題4の「3つの言葉」は変えてはいけません
「桜・猫・電車」と「梅・犬・自動車」には、この言葉を使用する意味があります。
他の言葉に置き換えてはいけません。

3 問題5は「93引く7は?」と質問してはいけません
「100引く7はいくつですか?」という質問に対する答えを受けて、
「それからまた7を引くといくつですか?」と質問します。
「93引く7は?」と質問してはいけません。

4 問題8の「5つの物品」は相手が言えるのかを
確認せずに行ってはいけません
5つの物品記銘の問題は、ただ品物を並べてはいけません。
1つずつ言いながら並べ、
相手がその品物の名前を言えるかどうか確認してから行いましょう。

5 問題9は同じ野菜の名前を言ったり、野菜以外の
物を言っても途中でさえぎってはいけません
この問題は「言葉の流暢性」を検査する項目なので、
たとえ同じ野菜の名前を言ったり、野菜以外の物を言っても、
そこで止めたり、さえぎってはいけません。

6 得点だけから認知症と判断してはいけません

18点だから認知症、22点だから問題ないなどと、
カットオフポイントだけを頼りに認知症を判断してはいけません。
このテストはあくまでも簡易評価になります。

7 1回のテストで判断してはいけません

体調や、その日の気分などによって
テストの得点は左右されます。
1回のテスト結果だけから判断してはいけません。

8 得点で重症度判断をしてはいけません

このスケールは、認知症の重症度評価を目的としたテストではありません。
得点で重症度を判断してはいけません。

9 検査項目を勝手に改変してはいけません

このスケールは標準化された検査であることに意味があります。
問題の改変や削除、追加などをしてはいけません。

10 安易にテスト内容を公開してはいけません

このスケールの内容やテスト用紙を無断でインターネット上で
公開することは、著作権法違反になります。
また一般の人の目に触れることによって練習する人も現れ、
検査の意味がなくなってしまいます。
テストの内容を安易に公開してはいけません。

Being

自分らしさを大切に
心の絆をだいじにしよう！

長谷川和夫書
「Being
自分らしさを大切に
心の絆をだいじにしよう！」

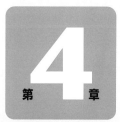

第4章
結果の判定方法と
活用法

この章では、結果の判定方法や得点の考え方、
検査結果を臨床場面でどのように活用するかなどを
解説します。

1 結果の判定方法と注意点

得点だけから判断しない

　改訂長谷川式簡易知能評価スケール（以下、HDS-R）の最高得点は30点であり、鑑別点（カットオフポイント）は、21点／20点です。21点以上を正常、20点以下を認知症の疑いと判定した場合にもっとも高い弁別性を示します。

　少し専門的な話ですが、HDS-Rは、感受性（sensitivity）が0.93、特異性（specificity）が 0.86という鑑別力を示しています*1。感受性（sensitivity）が0.93とは、実際に認知症の人がHDS-Rで認知症の疑いと判断される割合が93％あるという意味であり、特異性（specificity）が0.86とは、認知症でない人がHDS-Rでも認知症ではないと判断される割合が86％あるという意味です。これは、HDS-Rの判定で認知症の人を見逃す割合が7％あるということであり、認知症でない人を認知症と判定してしまう割合が14％あるということにもなります。

　HDS-Rは、絶対的な判定基準ではありません。このことを理解していないと、HDS-Rの得点だけから「認知症」と判断してしまう危険性があるのです。また、高齢期には認知症以外の問題が得点に影響を与えることがあります。たとえば、うつ病やうつ状態の人は、認知機能テストで低得点を示すことが知られており、得点だけで認知症と判断してしまうと、誤診してしまう可能性があるのです。認

知症の人もうつ病の人も結果としては低得点を示しますが、認知症の人の場合、誤った解答が増えるのに対し、うつ病の人では、「わかりません」や「できません」という回答が増える傾向があることに注意が必要です。また、せん妄状態でも低得点を示したり、身体疾患や身体機能低下、意欲低下でも得点は低くなります。これらのことを理解し、一時点で判断するのではなく、経過を追いながら判断していくことが重要といえるでしょう。

　HDSでは、その得点によって重症度の評価が行われていました。HDS-Rを作成するときに、重症度別の平均点を算出していますが、これは参考値として載せたものであり、HDS-Rでは、得点で重症度を評価することはありません。これはHDS-Rが、認知症の早期発見の補助的テストとして作られたものだからです。重症度を評価する場合は、N式老年者用精神状態尺度（NMスケール）や、FAST（Functional Assessment Staging）、CDR（Clinical Dementia Rating）などの行動評価法を用いるのがいいでしょう。

教育歴の高い人は高得点になる可能性がある

　教育年数と知能テストの成績が高い相関を示すことは広く知られており、教育年数の影響は、加齢による影響力よりも大きいといわれています[2]。またこのことは、簡便な認知機能テストでも同様です[3]。HDS-Rの標準化データでは、テスト成績と教育年数との相関は認められていませんが、認知症のスクリーニングを目的に結果を判定する場合には、やはり高学歴者のテスト成績の解釈は慎重に行う必要があるでしょう[4]。

　臨床的に経験することですが、もともと知的レベルの高い人は、テストで好成績を示すことが多く、日常生活に支障が出るほどの症

状であってもテストで高得点を示すことがあります。このため、単にカットオフポイントだけで評価するのではなく、本人のもともとの知的レベルの予測をたてて解釈する必要があるでしょう。

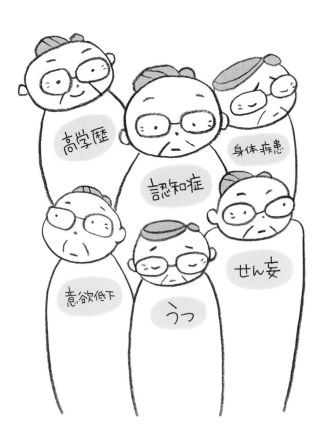

2 臨床やケアの場面での活用法

　HDS-Rは、認知症の早期発見のための診断補助的な役割を担っています。たとえばHDS-Rが16点という情報は、認知症の人の認知機能障害のレベルや、ある程度の重症度を理解するうえでは重要ですが、この得点を実際のケアにどう活かすかという点になると、あまり役に立つ情報とはいえないでしょう。

　得点や重症度はテストの結果を要約したものであり、ケアに役立てるとすれば、むしろ要約する前の「測定内容」の情報が有効となります。HDS-Rのような簡便なテストであっても、その結果には多くの情報が含まれています。しかし、得点評価だけにとどまり、その結果の内容を吟味することが少ないのが現状です。

「測定内容」の情報を大切にする

　HDS-Rは、記憶を中心に評価するテストですが、**問題4**の「3つの言葉の記銘」の課題は短期記憶（immediate memory）の評価であり、**問題7**の後で思い出してもらって答えてもらう課題は近時記憶（recent memory）を評価するものです。短期記憶課題は、HDS-Rのなかでもっとも難易度が低い問題であり、認知症が重度の段階で初めて低下することが明らかにされています。したがって**問題4**が不正解である場合には、記憶の障害はより重度と考えられ、ケアの場面でも記憶を頼りにした生活の障害が顕著であると考えなければなりません。

問題8の「5つの物品記銘」も短期記憶ですが、この課題がある程度できていれば、ケアの場面で視覚情報を利用することが可能かもしれません。

　問題2の「日時の見当識」の課題ができない場合には、ケアの場面で、カレンダーや時計を活用するなど、生活障害をカバーすることも必要になってきます。

　問題3の「場所の見当識」が不正解の場合には、環境を整え、場所がわからないことに対する不安を解消するケアが必要になるでしょう。

　問題5の「計算問題」で、100−7ができても、それから7を引くことができなかったり、**問題6**の「数字の逆唱」に失敗した場合には、「作業記憶」の障害が考えられるため、複雑な作業が難しくなると考え、一度に話をせずに1つずつ言葉を分けて伝える工夫も必要になります。

　このように得点だけでその人を評価するのではなく、テスト結果の内容を詳細に検討することができれば、ケアを組み立てていくうえで有用な情報となります。簡便な検査であっても、当事者には負担がかかるものであるため、その結果を最大限に活用していくことが、検査結果の本来の活かし方といえるでしょう。

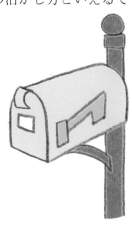

3 専門職としてのスキル

　心理職などの心理アセスメントの専門家は、実際のテスト結果を「検査所見」あるいは「心理テスト結果報告書」のような形でレポートすることになりますが、そのレポートの内容は目的によって異なります。

　たとえば、HDS-Rのように認知症の鑑別診断の補助を目的としたテストであれば、認知機能検査における得点の意味するところについて解説することになります。しかし、認知症のケアに活かすことを目的としたテストの場合であれば、レポートのまとめ方は違ってくるでしょう。テスト結果のポジティブな面にも目を向け、認知症の人の日常生活上の困難な点と、保持されている部分にも注目し、認知症の人の生活を支えていくために参考となるレポートを作成することが望まれます。

テスト結果から得られる情報を最大限に活かす

　テストはそれを受ける当事者にとって負担を伴うものです。したがって、その情報は最大限に活用されるべきものでなくてはなりません。認知症ケアにあたる人がテストの結果を適切に把握することができ、結果を伝えるスキルが向上することによって、テストの果たす役割は大きなものとなり、そのことが認知症の人の生活の質の向上につながります。

　しかし、認知症の人のケアにあたるスタッフは、ケアを組み立て

ていくときに、テストの情報をどのくらい活用しているのでしょうか。たとえば在宅の人がデイサービスを利用するようになったとき、ケアマネジャーからの情報には、HDS-Rが何点か、日常生活自立度がいくつか程度のことが書いてあるかもしれません。あるいはケアスタッフが自分でHDS-Rを使って評価することもあるでしょう。しかし、そこで使われる情報は、やはりHDS-Rが何点かということで終わっていることが多いのではないでしょうか。

　HDS-Rを実際の認知症ケアに活かしていくためには、ケアにあたるスタッフも、テストの結果の見方について精通する必要があります。詳細なテストや、専門職が行うべきテストについても、その結果が意味するものをきちんと読み取ることができる技術を身につけることができれば、認知症の人にとって役立つテストして評価されることになるでしょう。

参考文献

1＊加藤伸司,長谷川和夫,下垣光,植田宏樹,他:改訂長谷川式簡易知能評価スケール(HDS-R)の作成(補遺).老年社会科学, 14.Suppl.91-99(1992).

2＊Matarazzo J.D.,& Herman D.O.:Relations of education and IQ in the WAIS-R standardization sample.Journal of Consulting&Clinical Psychology,52,631-634.(1984)

3＊Anthony JC, LeResche L, Niaz U, von Korff M,et al.:Limits of the "Mini-Mental Stat"as a screening test for dementia and delirium among hospital patients.Psychol med,12:397-408(1982)

4＊Uhlmann RF, Larson EB : Effect of education on the Mini-Mental State Examination as a screening test for dementia. JAGS.39:876-880(1991).

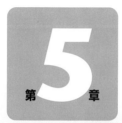

第5章

Q&Aで解説！
よくある質問と
ワンポイントアドバイス

この章では、スケールを行う際に判断に迷うこととして、
よく寄せられる質問をまとめて解説します。

改訂長谷川式簡易知能評価スケール（以下、HDS-R）の実施法や採点法でいろいろ質問されることがあります。基本的には良い雰囲気のなかで緊張させることがなく、テストを進めていくことが大切です。HDS-Rは、本来持っている能力を最大限に発揮できるようにテストを進めることが重要です。しかし、評価を甘くしてはいけません。テストはていねいに行い、評価は厳しく行うことが原則です。ここでは、よくある質問とその回答をまとめてみました。

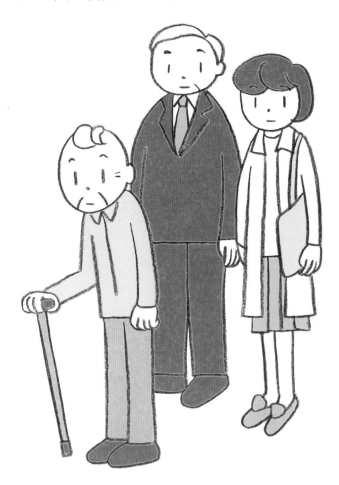

テスト全般について

Q1 テストを始めるときは、どのようなことに注意が必要ですか?

A 日常会話から始めて、リラックスした状態になってからテストを行うよう心がけましょう。いきなり「これからもの忘れの検査をします」というのではなく、「最近もの忘れが気になったりしませんか?」というように、自然にテストに入れるようにしましょう。

Q2 テストを行うときは、家族にも同席してもらうべきですか?

A 本人が不安なようであれば、家族に同席してもらいましょう。しかし、家族が励ます意味でいろいろ口を挟んできたり、「本人には理解できない」「こんなことはわからない」と言ってきたりした場合、検査をさえぎる存在になってしまうため、家族とは離して検査を行うべきでしょう。

Q3 質問を何度も聞き返してくる人は、どう考えればいいでしょうか?

A 何度も聞き返してくる場合、質問が聞き取れないのか、質問が理解できないのかという問題があります。質問が聞き取り

にくいかどうかは、テストを導入する前に確認しておきましょう。もし聴力低下によるものであれば、補聴器や補助具を使うなど、聴力障害をカバーするような工夫が必要でしょう。また質問が理解できない場合は、なるべくわかりやすく伝えることや、理解できない問題は、何度も質問して負担を与えることはせず、次の問題に進むようにしましょう。

Q4 テストを終えるときにはどのようなことに注意が必要ですか?

A テスト終了後のアフターケアは非常に重要です。HDS-Rの最後の質問は「野菜の名前」であるため、野菜をテーマにした話につなげたり、「疲れましたか?」という言葉をかけたりするなど、嫌な気分のまま検査を終わらせないように注意しましょう。

Q5 時間帯や日によって得点が変動することはありますか?

A 時間帯や日によって得点が変動することはよくあります。ボーッとしている時間にテストを行ったり、眠そうなときにテストを行うと、得点が低くなることがあります。また体調や、その日の気分などによって得点が左右されることがあるため、1回のテスト結果だけから判断することは避けなければなりません。

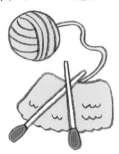

Q6 年齢を聞く設問で、2年までの誤差を正解としているのはなぜですか?

A 数え年で答える人もおり、誕生日を迎えているかどうかで誤差が生まれる可能性があります。このため2年までの誤差を正解としました。ちなみに生年月日を言うことができても，年齢が言えなければ0点となります。

Q7 2年までの誤差は、満年齢プラス2年までが正解で、満年齢マイナス2年は不正解になりますか?

A マイナス2年も正解になります。これまでのHDSでは、プラスマイナスで3〜4年までの誤差を正解としており、誤差の基準に幅がありました。これを明確な基準にするという意味でHDS-Rではプラスマイナス2年を正解の基準としています。

質問 2 年・月・日・曜日

Q8 何年の何月、何日、何曜日と
順番に聞いていかなければならないのですか?

A この設問は、日時の見当識に関する質問なので、どの順番で
聞いてもかまいません。たとえば「今日は何曜日ですか?」「今
日は何月何日ですか?」「今年は何年でしょう?」というように、逆
から聞いた方が質問しやすいこともあります。

Q9 西暦と元号と、どちらで答えてもいいのですか?
また、前の元号で年の部分が当たっている場合は
どうすればいいでしょうか?

A 西暦でも元号でもどちらでもかまいません。ただし、年があっ
ていても元号が違う場合には、不正解となります。

Q10 月初めの1日の日に、
前の月の終わりの日を答えた場合は、
ほぼ当たっていると考えて正解としてよいですか?

A 不正解となります。日時の見当識問題は、正確に答えられな
いものは、すべて不正解と考えてください。

質問 3 今いる場所

Q11 今いる場所が「病院」でも、別の病院名や、以前暮らしていた場所の病院名を答えた場合は不正解ですか?

A 不正解となります。本質的に病院であることが答えられれば正解なのですが、別の病院名や、以前暮らしていた場所の病院名を答えるということは、現在いる場所が理解できていないと考えるべきでしょう。単に「病院」とだけ答えてくれれば正解なのに、と思うかもしれませんが、誤った病院名は、そこの場所を誤って認知しているので不正解と考えてください。

Q12 「お医者さんのとこ」や「先生のいるとこ」など、病院を意味するような単語を回答した場合は正解ですか?

A この答えのままであれば不正解です。ただし、「お医者さんのとこ、というのはどのような場所ですか?」「先生のいることは、どんなところですか」のように、再度質問してみて「病院」と答えられれば正解とします。もしそれで正解が出ない場合には、「家・病院・施設」という3つの選択肢を提示し、回答してもらいます。

Q13 自発的に答えられなかった場合、
ヒントの与え方は、
必ず「家ですか?」「病院ですか?」「施設ですか?」の
3つを使わなければならないのですか?

A 他のヒントでもかまいません。この3つのヒントは1つの例で
あり、「家ですか?」「診療所ですか?」「デイサービスですか?」
のように変えてもかまいませんが、ヒント同士が紛らわしいものは
避けるべきでしょう。

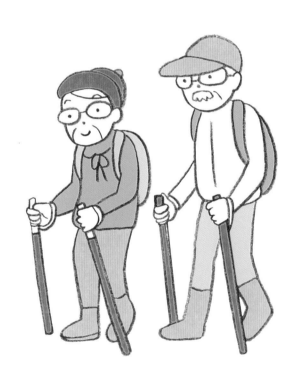

3つの言葉の記銘

Q14 3つの言葉を提示する回数は、第1施行を含めて最大で何回ですか?

A 最初の提示を含めて3回です。

Q15 3つの言葉が一度に再生できない場合の採点方法はどうなりますか?

A 第1施行が終わった段階で答えられた言葉を採点し、第2施行や第3施行で言うことができた言葉は採点しません。第3施行までやるのは、**問題7**の遅延再生で答えることができるようにするためです。

Q16 第1施行で本人が別の単語を回答した場合はどうすればいいですか?

A 正しい単語の数を採点し、別の単語は採点から除外します。たとえば、「うめ、いぬ、じどうしゃ」を第1施行で「うめ、いね、じどうしゃ」と誤って回答した場合には、聞き間違いによるものか、覚え間違いによるものかの判断はできません。判断できないものは、厳しく採点すると理解してください。第2施行と第3施行では正しく「いぬ」と提示してください。本人にはどうしても「いね」と聞こ

えてしまうと思われた場合にも、不正解と考えます。これは、**問題7**の遅延再生で、ヒントを出せなくなってしまうためです。

Q17 3つの言葉を提示した後に、1個も答えず、「えっ? 何ですか?」というように聞き返してきた場合は、次の提示は第2施行になりますか?

A もし3つが聞き取れなかったので質問してきたと考えられる場合には、もう一度繰り返しますが、2回目の提示になってもこれは第1施行と考えます。3つとも聞き取れなかったのであれば、

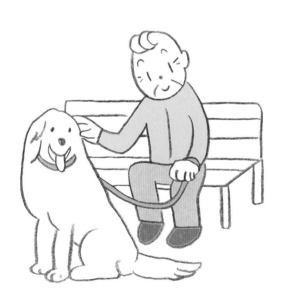

2回目を第1施行と考えてもかまいません。検査者は、相手がきちんと聞き取れるようにゆっくりと明瞭に発音することを心がけましょう。

Q18 3つの言葉を提示した後に、1個か2個答えて、「あとは何ですか?」というように聞き返してきた場合は、どのように考えればいいでしょうか?

A 「桜・猫、もう1つは何でしたっけ?」というように、2つは答えられたのに1つだけ答えられないというのであれば、1つが聞き取れなかったと判断しても、採点は厳しく2点とします。もしかしたら聞き取れなかったのかもしれませんが、これは確かめようがないため、覚えられなかったと判断すべきでしょう。

Q19 3つの言葉の記銘で使う単語は、覚えやすい他の言葉に置き換えてもいいですか?

A 他の言葉に置き換えてはいけません。この3つの言葉は，HDS-Rを作成するときに「植物の名前」「動物の名前」「乗り物の名前」から連想する言葉として、認知症の人も、健常高齢者も共通して連想する言葉の上位2つから選んで作成しています。また、3つの言葉同士に関係性のないものを使用しているので、必ずこの3つの言葉を使ってください。

病院や施設で以前にHDS-Rを受けた人のなかには、「桜・猫・電車のテストですね」という人もいます。2系列のうちの「桜・猫・電車」を第1選択肢にする必要はありません。第1施行を「梅・犬・自動車」にする場合も増えてきています。

質問 5 計算問題

Q20 手のひらや机に指で数字を書いてみている場合、止めさせた方がいいのでしょうか?

A 鉛筆などで実際に数字を書く場合は止めてもらうべきですが、指文字で書く場合には止めさせる必要はありません。

Q21 100引く7の答えをたとえば92と答えたとき、「92から7を引くと?」と質問してもいいのですか?

A 最初の引き算に失敗したら、次の質問は行いません。
また「93」という正答が得られた場合は、「それからまた7を引くと?」と質問するものであり、「93引く7は?」と言ってはいけません。93という数を覚えていてもらって、さらに7を引くという短期記憶と作業記憶の課題でもあるため、93という数を検査のなかで言ってはいけません。

Q22 100引く7を答えたあと、「何から何を引くんでしたっけ?」と言われたときには、どのようにすればいいですか?

A それではもう一度やってみましょうと言って、最初からやり直すようにします。「ではもう一度やってみましょう。100引

く7はいくつですか?」と質問し、「それからまた7を引くといくつですか?」と質問します。それでもできない場合は、採点は1点となります。同じように聞き返してきたときに、「もういいですよ」と言ってしまうと、本人が自信を失ってしまうかもしれない可能性があります。そのような場合は、「93から7を引きます」と言った方がいいでしょう。しかしこの場合には、採点の対象とはしません。

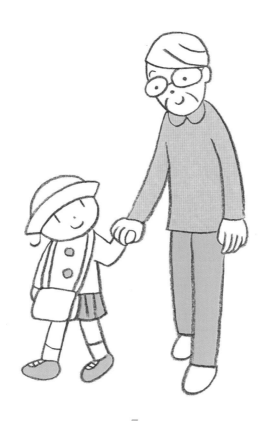

数字の逆唱

Q23 数字を提示するときには、どのくらいの早さで言えばいいのでしょうか?

A 数字はゆっくりと1秒間隔くらいのスピードで提示するか、1つの数字を1秒くらいのスピードで言うようにします。

Q24 練習問題を入れた方がいいでしょうか?

A 練習問題はぜひ入れるべきでしょう。練習問題は、「これから言う数字を反対から言ってみてください。たとえば1-2-3を反対から言うと?」というようにし、実際に答えてもらうようにします。

Q25 数字を逆からではなく、そのまま言ってしまう人の場合はどうすればいいでしょう。

A 練習問題を行い、数字を逆から言うということを理解してもらってから「6-8-2」の数字を言ってもらうというのが正しいので、その意味でも、練習問題を取り入れるべきでしょう。しかし、練習問題を入れずに行って、6-8-2とそのまま言ってしまう場合は、たとえば、「そうですね。それでは今度は反対から言ってみてくだ

さい」というように教示し、6-8-2をもう一度繰り返します。第2施行になりますが、減点することはありません。これは、この問題が3つの数の記銘や、単なる数の操作という意味ではなく、作業記憶の課題だからです。また、この場合も同じように数字をそのまま言ってしまう場合は、そこでこの質問を終わりにします。

 3桁の逆唱に失敗しても、念のために 4桁の逆唱を行ったほうがいいのでしょうか?

 3桁の逆唱に失敗したら、4桁を行う必要はありません。

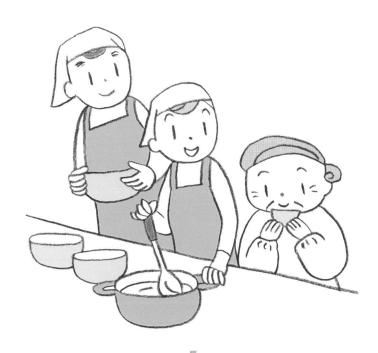

Q27 3つのうち1つしか答えられなかったときの
ヒントの与え方はどうしたらいいでしょうか?
またそのタイミングは
どう考えればいいでしょうか?

A ヒントは1つずつ与えるようにします。たとえば「桜」とい
う答えがでた場合には、「動物もありましたね」というヒン
トを与え、それに対する回答を待ってみてください。そして正答で
あっても誤答であっても、または「わからない」と答えた場合であっ
ても、何らかの回答が返ってきたら、「乗り物もありましたね」と
いうようにヒントを与えます。「動物と乗り物がありましたね」と2
つのヒントを一度に言ってはいけません。自発的に答えるのを待つ
つもりで質問すべきであり、「桜」という答えしかでないときにす
ぐにヒントを与えようとせず、「他にもありましたね」というように、
少し時間を与えるようにしましょう。

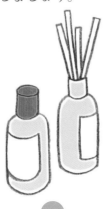

Q28 たとえば、「桜・猫・電車」を「桜・猫・犬」と
同じ種類の単語を自発的に2つ回答した場合、
採点方法とヒントの与え方は
どのようにすればいいでしょうか?

A 「桜」と「猫」を正解として2点ずつ採点(合計4点)し、その後「乗
り物もありましたね」というヒントを与えます。「動物は1つ
だけでしたが、何でしたか」という質問をする必要はありません。

Q29 問題4の言葉の記銘で、
2つしか答えられなかった場合に、
3つのヒントを出してもいいのでしょうか?

A 問題4の言葉を第3施行までやって覚えられなかった場合に
は、答えられなかった物を質問から除外して考えるため、ヒ
ントは2つということになります。

Q30 問題4で、「桜・電車」の2つしか
覚えられなかったのに、
問題7の遅延再生で自発的に「猫」と答えた場合、
採点はどのようにすればいいのでしょうか?

A 自発的に答えた場合は、「猫」を2点と採点します。このよう
に、覚えられなかったはずの言葉をヒントなしで答える人が
いますが、このような場合には、加点してかまいません。これは、
短期記憶で言えなかった名前が近時記憶に残っていた可能性がある
からです。

質問 8 5つの物品記銘

Q31 この課題の質問で注意しなければならない点は何ですか?

A まずこの課題がどのようなものなのかを説明する必要があります。「これから5つの品物をお見せします。それを隠しますから、ここに何があったか答えてください。順番はどうでもかまいません」と説明します。5つ提示した後、いきなり隠して、「ここに何がありましたか?」というやり方は、不適切です。

Q32 5つの物品を並べるときに、その名前を確認した方がいいでしょうか。

A 品物の名前を本人に言ってもらい、それが言えるかどうかを確認する必要があります。検査者はまず5つの品物の名前を

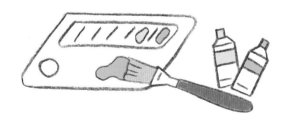

言いながら並べ、次に順番にそれを指さし、「これは何ですか?」と質問して名前を確認するようにします。実際には「これは時計ですね」と言って目の前に置き、「これは鍵ですね」というように1つずつ確認しながら置いていきます。5つ並べ終わったときに1つずつ確認し、「これは?」と聞いて「時計」と反応したら、次に「これは?」と聞いて「鍵」と答えてもらうようにします。検査者が「歯ブラシ」と言って並べた物を本人に確認するときに、「ようじ」などと、提示したときと違った呼び方をする人がいます。この場合、「これは歯ブラシですね」というように正すことはせず、「ようじ」という本人が言った名称にします。

Q33 5つの物品を選ぶときに、注意しなくてはいけないことは何ですか?

A 5つの物品は、相互に無関係な物を使用しなければなりません。たとえば「鉛筆と消しゴム」「手帳とボールペン」のように、相互に関連性のあるものは避けてください。HDS-Rを頻繁に行う人は、筆入れなどに5つの物品を用意しておくと便利です。5つの物品はおもちゃなどではなく、スプーン、10円玉など、本物を用いるようにしましょう。物品は一般になじみのある物を用意し、本人が言えないような物は避けなければなりません。

Q34 並べた順番に言えなければならないのですか?

A どの順番で答えてもかまいません。「どのような順番でもかまいませんので、思い出した物から言ってみてください」と教示します。

Q35 **なかなか思い出せず、頑張って思い出そうとしているときに、終えるタイミングをどう考えればいいでしょうか?**

A すぐに終わりにするのではなく、「あと2つありましたね。頑張ってみてください」というように励ますことも必要です。また、最後の1つがでてこないような場合であっても、すぐに終わりにするのではなく、なるべく本人が思い出せるように少し待ってみるくらいの余裕をもってテストを行いましょう。

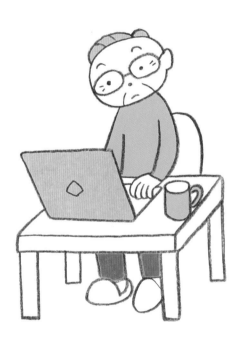

質問 9 野菜の名前

Q36 この問題は、何を測定する質問ですか?

A この問題は、野菜の名前の知識量や語想起の問題と誤解されることがありますが、言語の流暢性(よどみなくスラスラと言えること)を確認する質問です。言語の流暢性は、前頭葉機能の障害を確認するために行われるものです。

Q37 この課題の質問で 注意しなければならないことは何ですか?

A もっとも気をつけなければならないのは、名前を言っている途中で検査者がさえぎらないことです。これは言語の流暢性の問題なので、スラスラ言葉が出てくるかを確認する課題です。たとえ同じ野菜の名前を言ったとしても、「それは先ほど言いましたね」というように、さえぎってはいけません。また「それは野菜ではありませんね」と言ってもいけません。

Q38 野菜の名前でなくてはならないのですか? たとえば花の名前などを使ってもいいのですか?

A 必ず野菜の名前を使ってください。野菜の名前は、地域差や男女差がないことが確認されています。花の名前は男女

差がある問題なので不適切です。

 Q39 10個答えてもらって、それから重複した野菜や、野菜以外の物を減点するようにするのですか?

A 野菜の名前は10個に限定せず、なるべく多めに言ってもらうようにします。「知っている野菜の名前を10個言ってください」というやり方ではなく、「知っている野菜の名前をなるべくたくさん言ってください」と教示します。重複してもそのまま記録用紙に記載し、そのうえで重複した野菜の名前や、明らかに野菜ではない物の名前を減点するようにしてください。

答えている当事者から「白菜は先ほども言いましたか?」など質問される場合でも、「かまいませんよ。どんどん言ってください」というように促すことも大切です。

Q40 キノコは野菜と考えていいのですか? 野菜かどうか悩むことがある名前をどう考えればいいでしょうか?

A キノコや山菜、果物などをどう考えるかは、よくある質問です。リンゴやイチゴのように、明らかに果物と考えられるものは減点してかまいませんが、基本的には八百屋やスーパーの青果コーナーなどで売られている物で、本人が野菜と認識しているようであれば、野菜として扱ってかまいません。この課題は、語想起や野菜の知識量の問題ではなく、言語の流暢性の問題です。野菜の名前の正確さよりも、名前がスラスラ出てくるのかを重視すべきなので、答えている途中でさえぎってしまうことの方が問題です。

Q41 なぜ5つ目までを採点せず、6つ目から1点と採点するのですか?

A　HDS-Rを作成したときに，認知症高齢者の平均出現個数が約5個，健常高齢者の平均出現個数が約10個であったため、6個目から採点します。

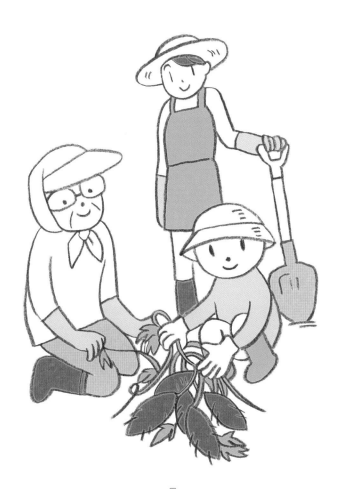

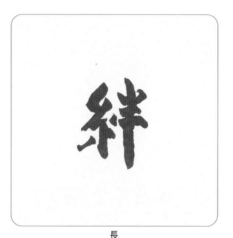

長谷川和夫書「絆」

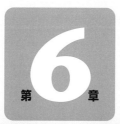

第6章

逐語で読む
実際のやり方と
ポイント

DVDに収録した長谷川和夫先生の実演を元に、
実際にスケールを行う際のポイントを逐語にそって解説します。

近藤さん(以下、近)●先生、今日はどんなことか、何かわかりません
　けど、よろしくお願いします。

長谷川(以下、長)●ええ、はい。よろしくお願いします。
　どうぞ、こちらにお座りください。

近●はい。

長●まぁ、ゆったり座ってね。
　いかがですか。お元気ですか。

近●まぁまぁです。

長●銀座教会は、ここから行ってらっしゃるのですか。

近●はい、そうです。

長●どのくらいかかりますか。

近●えーっとね、前は30分ぐらいのとこ
　ろにいたんですけども、今はその3倍。
　1時間半。

テストを
行うときは、
このように
日常会話から始めて、
相手の緊張を
和らげるように
心がけましょう。

長●だいぶかかりますね。

近●かかります。私自身が歳を取って、
　歩くのも大変なので。

長●歩くのが遅くなったということはあるでしょうけど。
　どうやって行くんですか。

近●今はね、いろいろ工夫したんですけどね。(中略)足がちょっと
　悪いときとか、痛いときにはエレベーターがちょうどあるんで、
　それを利用して銀座に。

長●うーん。けっこう、大変ですね。

近●まあ、そうですね。

長●それでは、そろそろ始めましょうかねぇ。これから私が作った
　改訂長谷川式認知症スケールというのをさせていただきますか

らね。

近●はい。

長●前にしたことはありますか?

近●はい。ホームに入るときに1回やりました。

長●そうですか。

近●でも、おおかた忘れてます(笑)。

長●じゃあ、始めますね。

近●はい。

長●全部で9つの質問です。

近●はい。

長●最初に、お名前はなんとおっしゃいましたかね。

近●コンドウヒサコです。

長●コンドウ。

近●ヒサコ。

長●どういう字ですか。

近●えーっと、難しい壽の子です。

長●壽か。

近●はい。それでヒサコです。

長●お歳はおいくつですか。[**問題1**]

近●81歳です。

長●81歳ね。

近●はい。

長●今日は何年何月何日ですか?[**問題2**]

近●平成30年12月の25日です。

長●はい。何曜日ですか。

近●今日は火曜日です。

> テストに入るときには、どのようなテストなのかを説明することが大切です。

> 名前を聞くことは採点には関係ありませんが、相手のことを理解しようとしていることを示す意味では、最初に名前を聞くことは大切です。

> 年月日、曜日を聞くときの順番はこの通りでなくてもかまいません。

長●うん。

　私たちが今ここにいる、ここはどこですか。[問題3]

近●えーっと、ここは認知症介護研究・研修センターというのかしら。

長●そうですね。

　これから言う3つの言葉を言ってみてください。

　それをあとでまた聞きますからね。よく覚えておいてください。

　桜、猫、電車。言ってみてください。[問題4]

近●桜、猫、電車。

長●おー、すごいですね。あとからまた聞きますからね。

近●はい。

長●では、100から7を引くといくつですか?[問題5]

近●93です。

長●それからまた7を引いてください。

近●86。

長●うん。いいですね。

　これから私が申し上げる数字をね、逆から言ってください。[問題6]

近●はい。

長●たとえば1、2、3だったら3、2、1というふうに。

　6、8、2。逆から、逆さまに言ってください。

近●2、8、6。

正式な名称が言えなくても、本質的にどのような場所かが理解できていれば正解です。

2つ目の質問は必ず「それからまた7を引いてください」と質問します。「93から7を引くと」と言ってはいけません。

練習問題は、本人に答えてもらうこともあります。

長●そう。もう1つ。3、5、2、9。

近●えーと。9、2、5、3。

長●そう。

では、先ほどの覚えてくださいと言った言葉を、もう一度言ってみてください。[問題7]

近●桜、猫、自動車かしら。

長●ん?

近●自動車。

長●桜。

近●猫。

長●猫。

近●自動車。

長●自動車。はい。

「自動車」は、誤った答えですが、乗り物なので、このような場合には「乗り物がありましたね」とヒントを与えることはしません。

これからね、5つ品物を見せますからね。そして、それを隠しますから。何があったか言ってください。[問題8]

5つの物品をね。スプーンですね。時計。ハサミ。メガネ。ボールペン。

近●覚えられるかな……。

長●これは覚えてくださいね。

近●はい。

長●では、隠しますからね。

近●はい。

長●よいしょ。はい。何がありましたか。

5つの物品の名前を本人が言えるのかを確認するために、1つずつ言ってもらうこともあります。

近●スプーン、時計、ハサミ、メガネ、ボールペン……。

長●うん。いいですね。大したもんだ。

知っているね、お野菜。野菜の名前をできるだけ多く言ってみ

てください。[問題9]

近● はい。ジャガイモ、玉ねぎ。

長● 玉ねぎ。

近● ニンジン。

長● ニンジン。

近● ほうれん草。

長● ほうれん草。

近● ブロッコリー。

長● ブロッコリー。

近● キャベツ……。シイタケ……。大根。サトイモ。
　　ジャガイモ。あ、ジャガイモは言いましたね。えっと、ピーマン。

長● もう、そのぐらいでいいでしょう。

近● はい。

長● うん。いやぁ良くできました。
　　素晴らしい。

近● 嬉しいです。

長● これで終わりです。

近● 先生だから良くできたのかしら。

長● 良かったなぁ。
　　いやぁどうもご苦労さまでした。

言語の流ちょう性の問題なので、本人が「さっき言いましたね」と発言しても、それを止めずに、「いいですよ、どんどん言ってください」というように促します。検査者が「それはさっき言いましたね」というように、途中でさえぎってはいけません。

テストを終えるときには、相手の方が不安な気持ちや嫌な気持ちで終わらないように、普通の会話で終えるように心がけましょう。

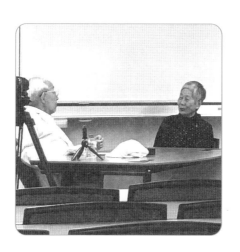

2018年12月25日収録
於：認知症介護研究・研修東京センター
出演：長谷川和夫・近藤壽子
このスケールの実演は、本書の収録を目的に行われたものです。逐語は一部を加工・編集しています。

著者紹介

長谷川和夫
[はせがわ・かずお]

認知症介護研究・研修東京センター名誉センター長、聖マリアンナ医科大学名誉教授

＊

1929年愛知県生まれ。
1953年東京慈恵会医科大学卒業、1969年同大学助教授。
1973年聖マリアンナ医科大学教授、同学長、同理事長、同名誉教授。
1974年に長谷川式簡易知能評価スケールを開発。
1986年には日本老年精神医学会を創設し、1989年に国際老年精神医学会を主催。
1991年改訂長谷川式簡易知能評価スケールを発表。
2001年認知症介護研究研修・東京センター長に就任し、
パーソンセンタードケアの普及、教育に尽力。
「痴呆」から「認知症」への名称変更の立役者でもある。
2005年瑞宝中綬章を受章。
認知症医療の第一人者として常に最前線で活躍してきたが
2017年に自らが認知症であることを公表してからは、
当事者の立場から認知症の人の想いを発信している。

＊

精神保健指定医、日本老年社会科学会理事、日本老年精神医学会名誉会員。

＊

著書に『認知症の知りたいことガイドブック』
『認知症ケアの心』『よくわかる高齢者の認知症とうつ病』[ともに中央法規]など多数。

著者紹介

加藤伸司
［かとう・しんじ］
東北福祉大学総合福祉学部福祉心理学科教授
認知症介護研究・研修仙台センターセンター長

＊

1956年山形県生まれ。
1979年日本大学文理学部心理学科卒業。
1982年聖マリアンナ医科大学病院神経精神科、臨床心理士。
1991年改訂長谷川式簡易知能評価スケール(HDS-R)を発表。
1993年北海道医療大学看護福祉学部講師、1996年同助教授。
2001年東北福祉大学総合福祉学部福祉心理学科教授
同年、認知症介護研究・研修仙台センター研究・研修部長。
2006年から同センター長に就任。
2003年日本認知症ケア学会第4回大会大会長、
2019年日本老年社会科学会第61回大会大会長を務める。

＊

臨床心理士、日本老年精神医学会認定上級専門心理士。
日本認知症ケア学会理事、日本老年臨床心理学会理事、日本老年精神医学会理事、
日本老年社会科学会理事、日本認知症学会評議員。

＊

著書に『認知症になるとなぜ「不可解な行動」をとるのか』[河出書房新社]、
『認知症の人を知る』[ワールドプランニング]など多数。

DVDインデックス

チャプター1
開発者 長谷川和夫先生からのメッセージ

チャプター2
長谷川和夫先生による
改訂長谷川式簡易知能評価スケール[HDS-R]の実演

チャプター3
改訂長谷川式簡易知能評価スケール[HDS-R]ができるまで

加藤伸司●監修　株式会社NHKエンタープライズ●制作協力

DVD使用上の注意

本書に付属のDVDビデオは、映像と音声を高密度に記録したディスクです。
DVDビデオ対応のプレーヤーで再生してください。

一部のパソコンでは再生できないことがあります。あらかじめご了承ください。

このディスクにはコピーガードがついていますので、コピーをすることはできません。

ディスクは指紋、汚れ、キズなどをつけないように取り扱ってください。

ディスクが汚れたときは柔らかい布を軽く水で湿らせ、
内周から外周に向かって放射状に軽く拭き取ってください。

ディスクは直射日光の当たる場所や高温、多湿の場所をさけて保管してください。

＊

「改訂長谷川式簡易知能評価スケール[HDS-R]」の手引き
臨床現場における正しい使い方と活かし方
[DVD付き]

2020年1月20日初版発行
2024年3月3日初版第2刷発行

著者●
長谷川和夫・加藤伸司

発行者●
荘村明彦

発行所●
中央法規出版株式会社

〒110-0016 東京都台東区台東3-29-1 中央法規ビル
営業●TEL03-3834-5817 FAX03-3837-8037
書店窓口●TEL03-3834-5815 FAX03-3837-8035
編集●TEL03-3834-5812 FAX03-3837-8032
http://www.chuohoki.co.jp/

装幀●**日下充典**

本文デザイン●**KUSAKAHOUSE**

イラストレーション●**小峯聡子**

印刷・製本●**新津印刷株式会社**

ISBN978-4-8058-5995-7

関係図書のご案内

よくわかる高齢者の認知症とうつ病
正しい理解と適切なケア

長谷川和夫・長谷川洋●著

A5判●246頁●定価 本体2000円［税別］

初期症状が似ており、専門職でも見分けがつきにくい高齢者の認知症とうつ病。
それぞれの病気の特徴や診断と治療法、適切なかかわり方、
認知症とうつ病を併せ持った方への対応もわかりやすく説明。
現場から寄せられたお悩みをQ&Aでやさしく、ていねいに解説。初の親子執筆。

認知症ケアの心
ぬくもりの絆を創る

長谷川和夫●著

A5判●246頁●定価 本体1800円［税別］

認知症ケアにおいてもっとも大切なこととは……。
長谷川式簡易知能評価スケールの産みの親にして、
認知症ケアの第一人者である著者が初めて語る、認知症ケアの本質。
ケア論に加え、これまでの歩みの回顧録、恩師・新福尚武教授との対談も収載。

認知症でも心は豊かに生きている
認知症になった認知症専門医 長谷川和夫100の言葉

長谷川和夫●著

四六判●208頁●定価 本体1300円［税別］

認知症医療の第一人者である長谷川和夫先生が、認知症になった――。
自ら認知症になり初めてわかったこと、認知症の当事者、家族など
認知症と向き合うすべての人に送る言葉をまとめた1冊。
穏やかにつづられる言葉が、認知症の人を支える人の心を解きほぐす。

父と娘の認知症日記
認知症専門医の父・長谷川和夫が教えてくれたこと

長谷川和夫・南髙まり●著

四六判●178頁●定価 本体1300円［税別］

自らも認知症になった専門医が家族に望んだケアとは。それに家族はどう応えたか。
父の日記や写真を元に、60年の歩みを長女の視点でつづるフォトダイアリー。
不安を乗り越え、認知症とともに日々を豊かに過ごすヒントがつまっている。
本人・家族にエールをおくる1冊。